Genieße die Winterzeit

von Anna Johannsen

GROH

A wie Aufbruchstimmung

Wir genießen die sonnigen Herbsttage
und schon wendet sich das Blatt.
Die Nächte werden deutlich länger,
die Luft klar und der erste Frost
kündigt eine neue Jahreszeit an:
Der Winter ist da!

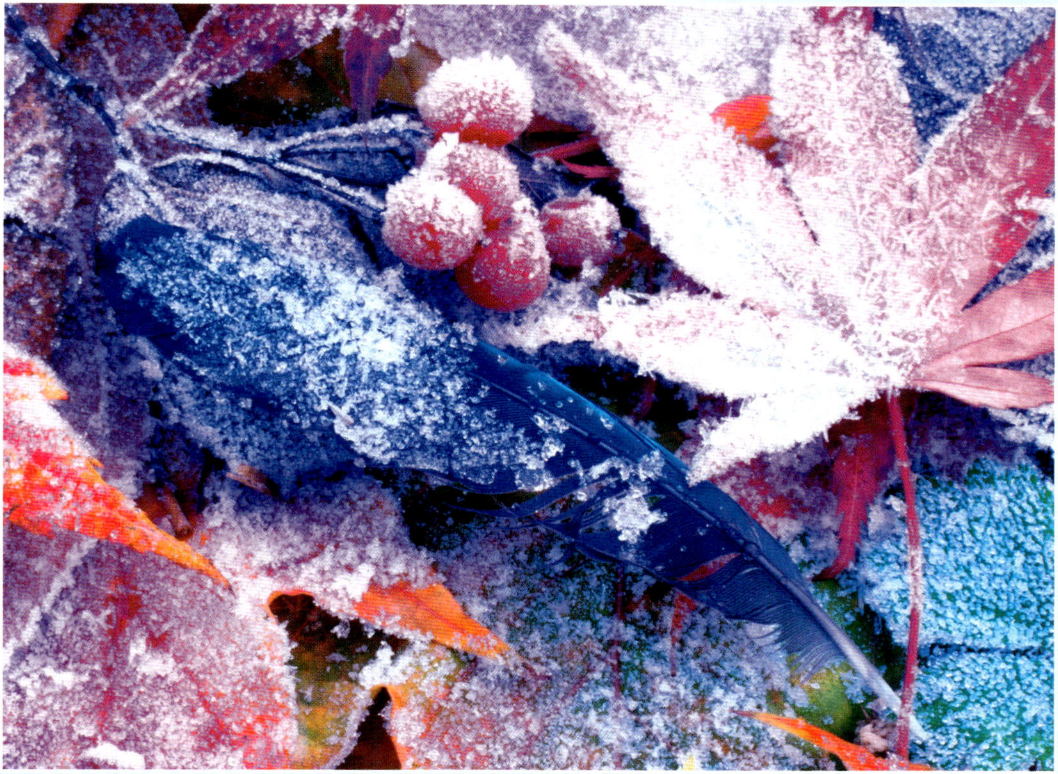

Und jedem Anfang wohnt ein Zauber inne.

Hermann Hesse

B wie *Bastelstunde*

Wenn's draußen stürmt, herrschen drinnen ideale Bedingungen, um seiner Kreativität freien Lauf zu lassen. Winterzeit ist Bastelzeit!

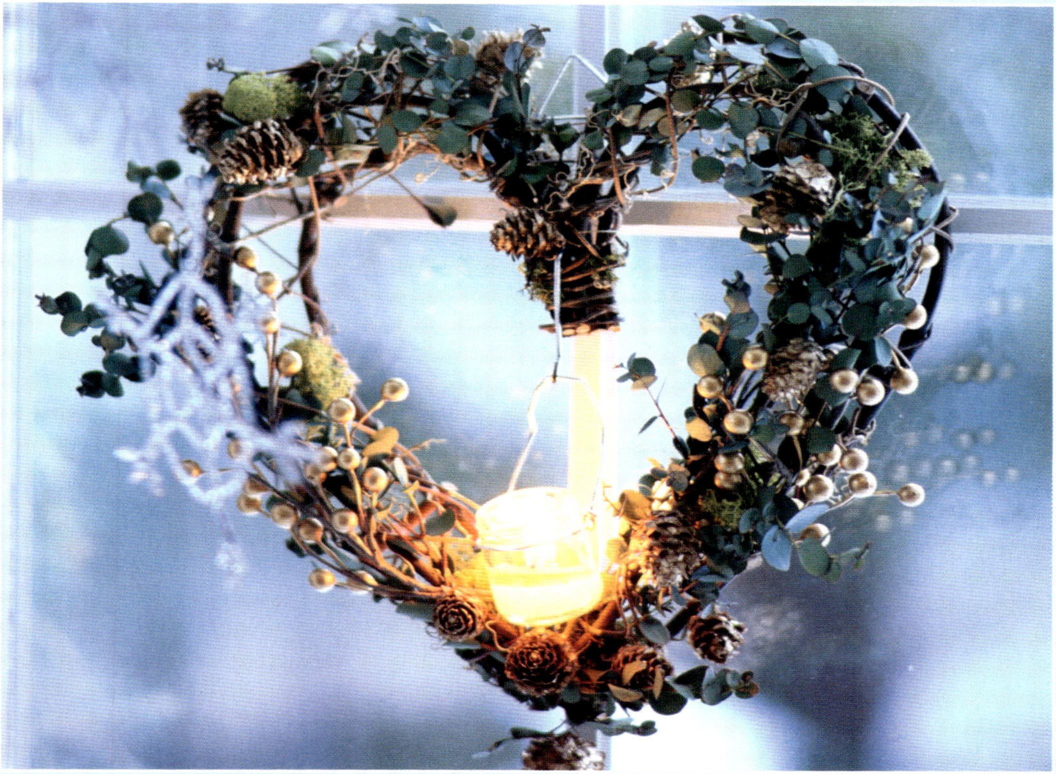

Schöpferisches Schaffen schafft die Zeit ab.

Manfred Hinrich

C *wie* cool bleiben

Wenn die Temperatur sinkt, sollte man vor Erkältungen auf der Hut sein. Eine positive Lebenseinstellung stärkt unsere Abwehrkräfte und ist mindestens so wichtig wie Schal und Mütze. Richtig ausgerüstet sind wir gegen fast alles gewappnet.

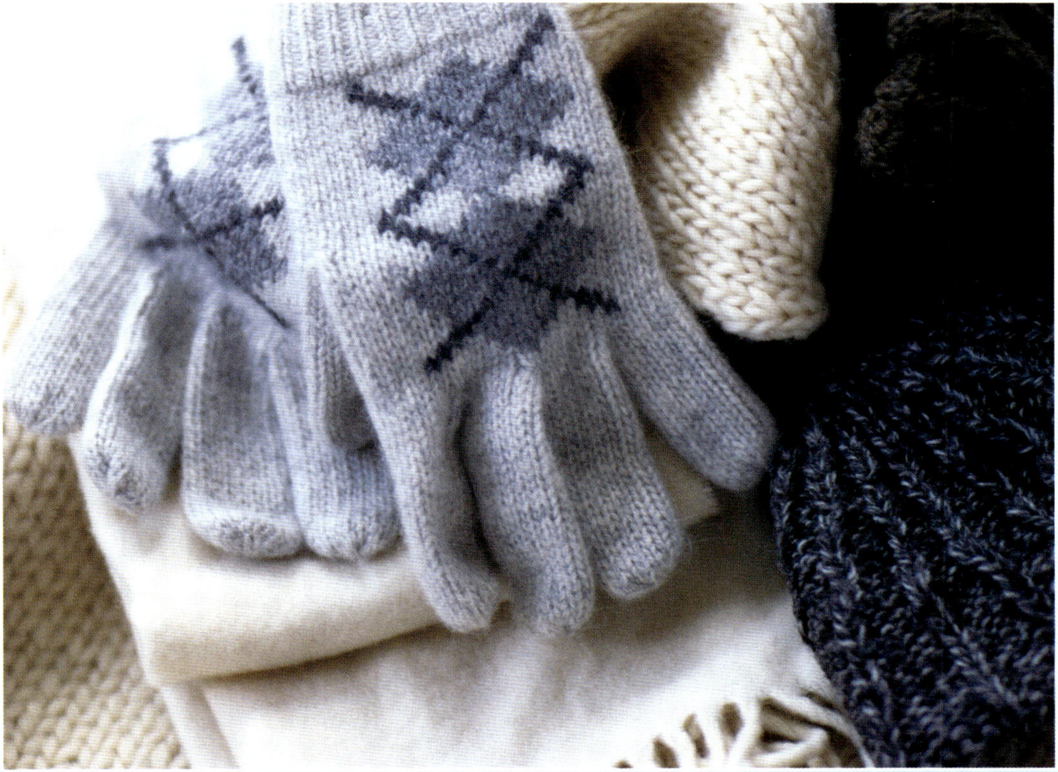

Zufriedenheit hält einem sogar eine Erkältung vom Leib.

Friedrich Nietzsche

D wie *mir geht's dufte!*

Lass dir vom trüben Winterwetter nicht die Stimmung verderben. Hol dir etwas gute Laune nach Hause: Düfte wecken schlummernde Erinnerungen und beeinflussen positiv das Wohlbefinden. Mit deinem Lieblingsduft kannst du wie auf Wolken schweben …

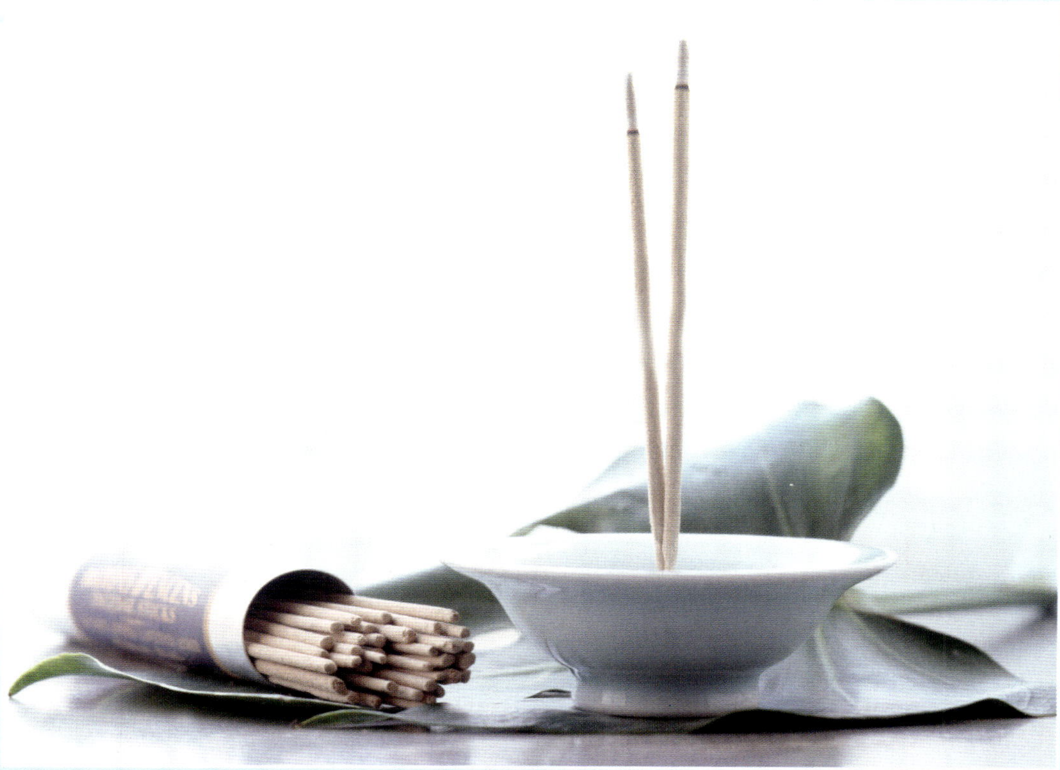

Der Duft der Dinge ist die Sehnsucht,
die sie in uns nach sich erwecken.

Christian Morgenstern

E wie *Entspannung*

Geschenke besorgen, Weihnachtsfeiern besuchen, die Silvesterparty planen ... Kein Wunder, dass man im Winter manchmal unter Strom steht. Kleine Auszeiten zwischendurch tun gut – es wird schon nicht gleich etwas aus der Bahn laufen!

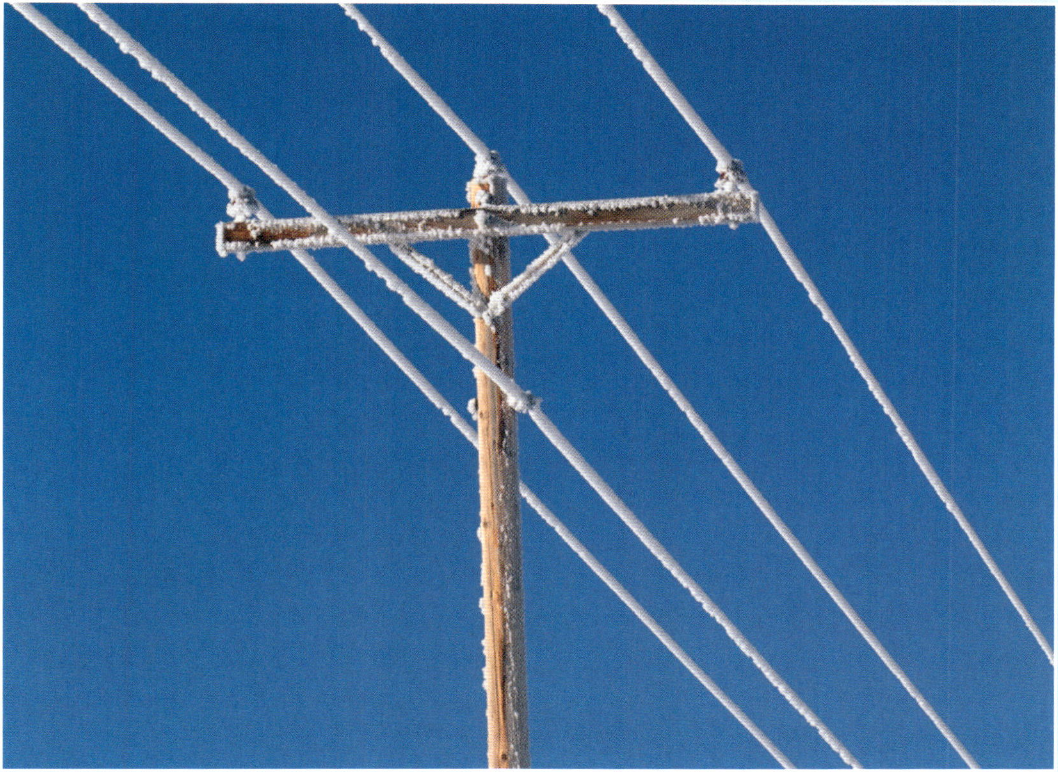

Der beste Aussichtsturm des Lebens ist die Gelassenheit.

Ernst Ferstl

F wie Flammenspiel

Kaum etwas strahlt so viel Gemütlichkeit aus wie ein Kaminfeuer. In der kalten Jahreszeit haben wir endlich gute Gründe, hin und wieder ein Feuer anzuzünden und uns an der Wärme, dem Tanz der Flammen und dem Knistern zu erfreuen. Vielleicht geht uns ja in dieser besinnlichen Stimmung auch das ein oder andere Licht auf ...

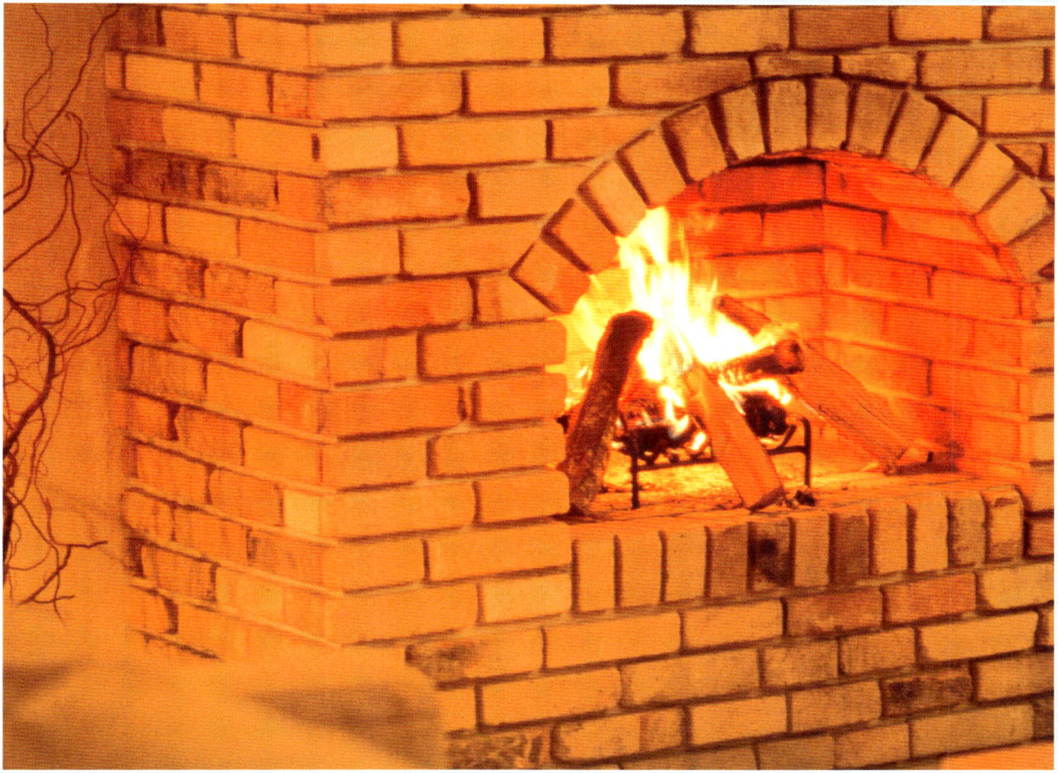

Ergründe, wie die Dinge selber sind,
indem du sie zerlegst in Stoff, Ursache, Zweck.

Marc Aurel

G wie Genuss

Das ist überhaupt nicht bitter:
Im Winter darf ruhig etwas gesündigt werden.
Es gibt so viele Leckereien, dass wir der
Versuchung guten Gewissens nachgeben dürfen.
Ob Schokolade, süße Mandeln oder Plätzchen –
in Maßen und ganz bewusst genossen ist alles
Seelennahrung und hebt unsere Stimmung.

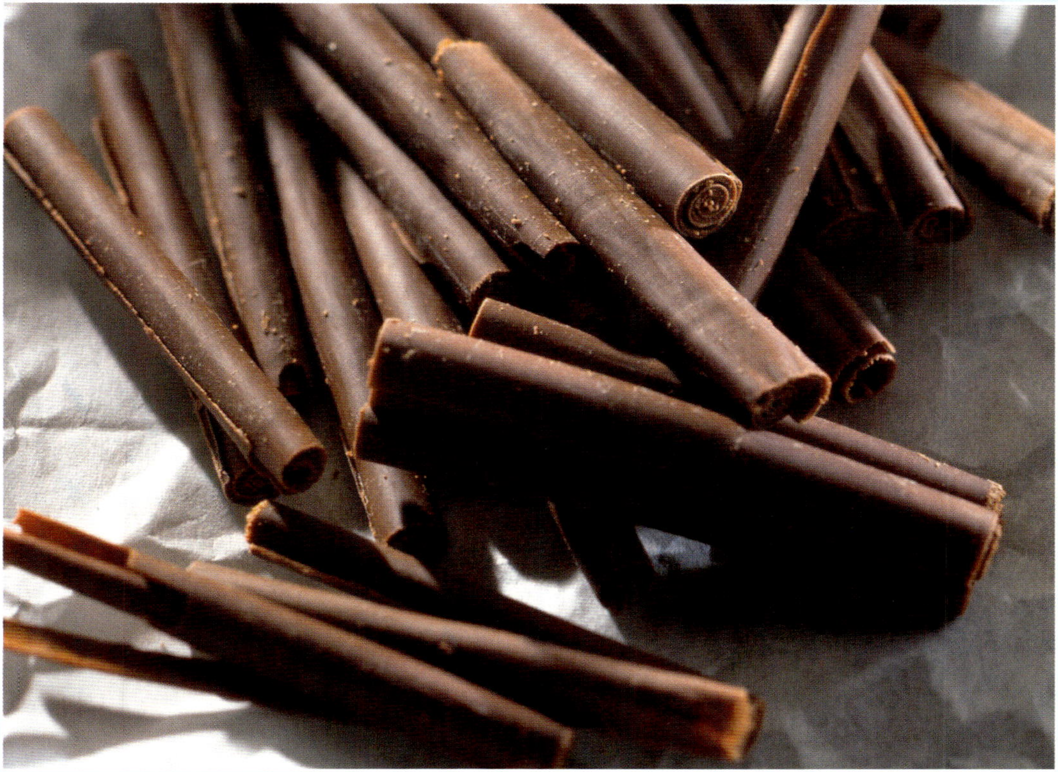

Ein ganz klein wenig Süßes
kann viel Bitteres verschwinden machen.

Francesco Petrarca

H wie Manche mögen's heiß

Gerade wenn es draußen richtig kalt ist, freut man sich über ein heißes Getränk – das wärmt Körper und Geist. Gewürze wie Zimt, Sternanis, Vanille oder Kardamom sind dabei das Tüpfelchen auf dem „i“. Diese Essenzen regen an und schenken Energie für den Alltag.

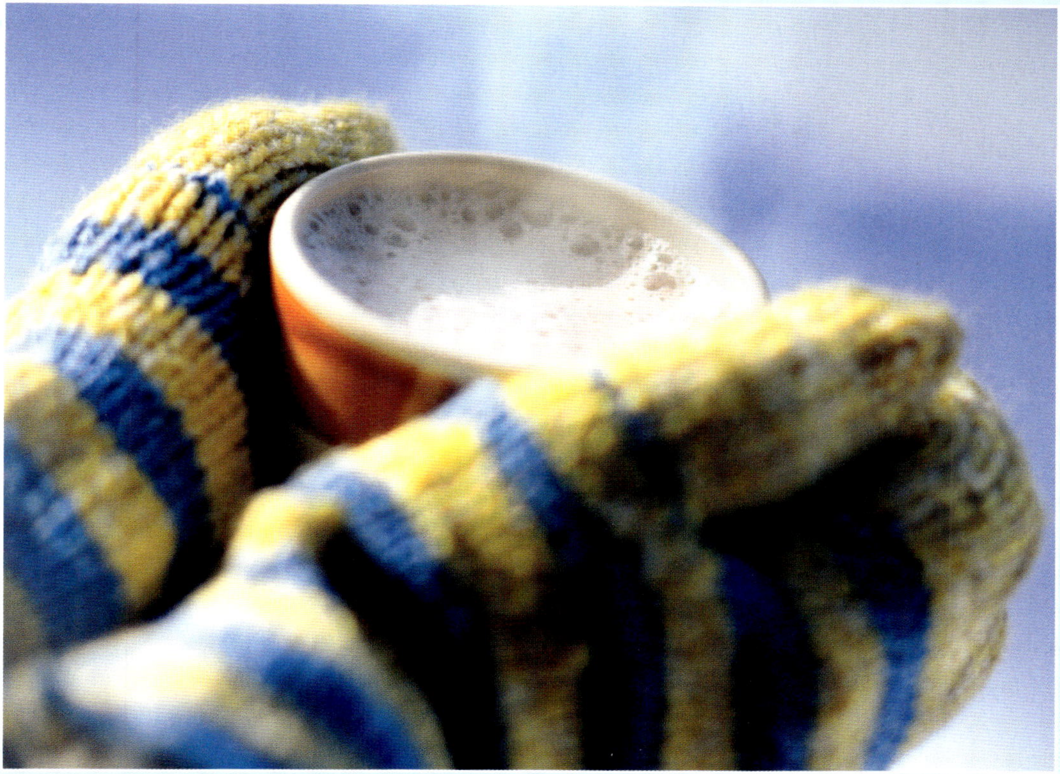

Angenehme Gewürze, die reizen die Säfte des Lebens.

Friedrich Schiller

J wie Jahreswechsel

Wenn sich das Jahr dem Ende neigt, sollte man sich die Zeit nehmen, die vergangenen Monate Revue passieren zu lassen. Anstatt gleich haufenweise gute Vorsätze zu formulieren ist es sinnvoll, sich auf ein wesentliches Ziel zu konzentrieren. So bringt man den Stein viel leichter ins Rollen.

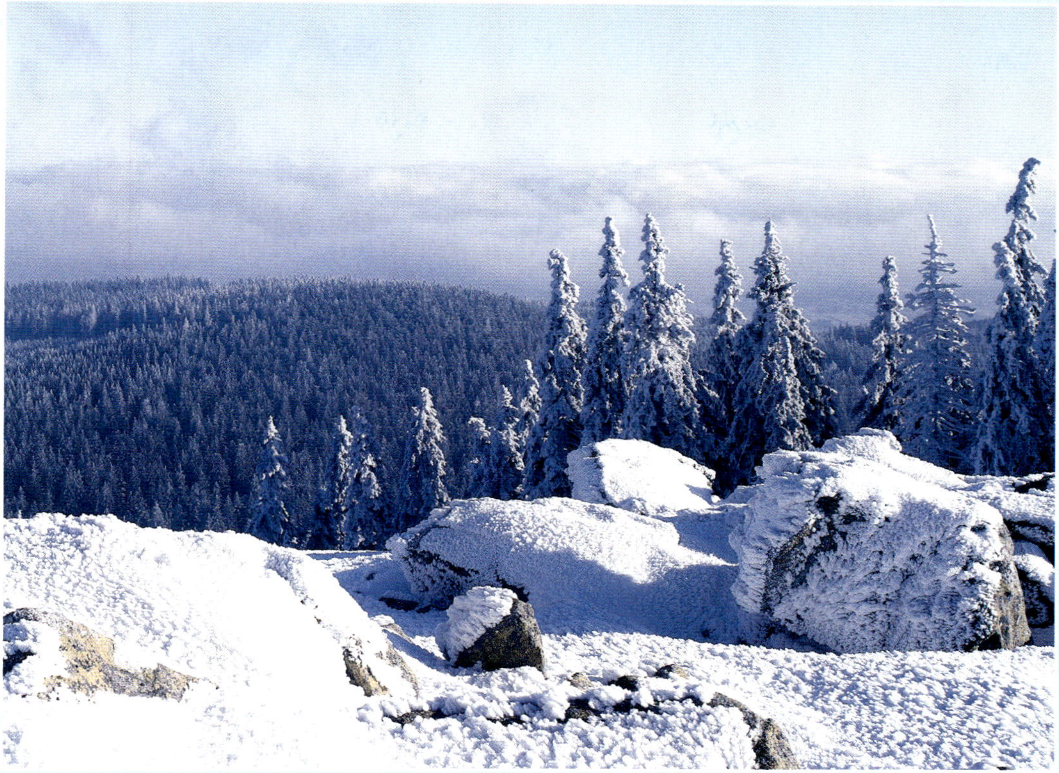

Die Zukunft gehört denen,
die an die Schönheit ihrer Träume glauben.

Eleanor Roosevelt

K wie *Kuscheldecke*

Brrr – kalt. Gegen die frostigen Temperaturen gibt's natürlich stapelweise gute Ideen, aber wenn's mal schnell gehen muss, geht nichts über eine flauschige Decke. Immer noch nicht warm genug? Eine heiße Wärmflasche hilft bestimmt.

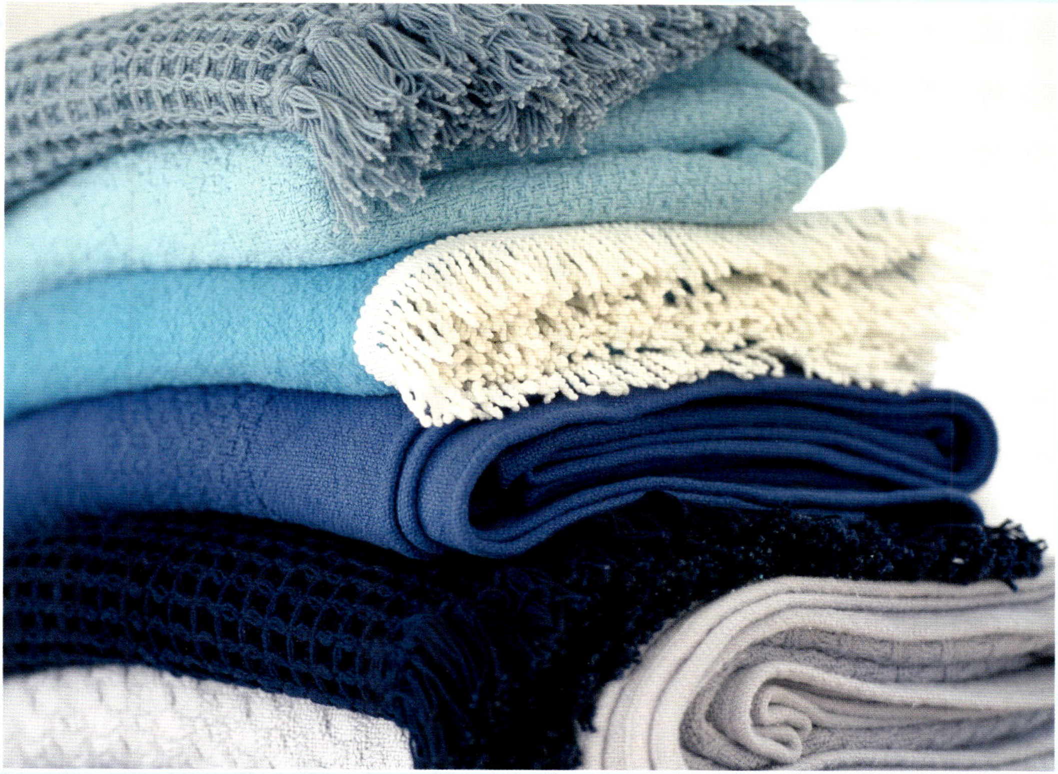

Die kleinen Freuden des Lebens wärmen das Herz.

aus Italien

L wie *Lichterglanz*

An dunklen Wintertagen und in langen Winternächten sehnen wir uns nach Licht. Warmer Kerzenschein sorgt für eine romantische Stimmung, die einfach zum Dahinschmelzen ist.

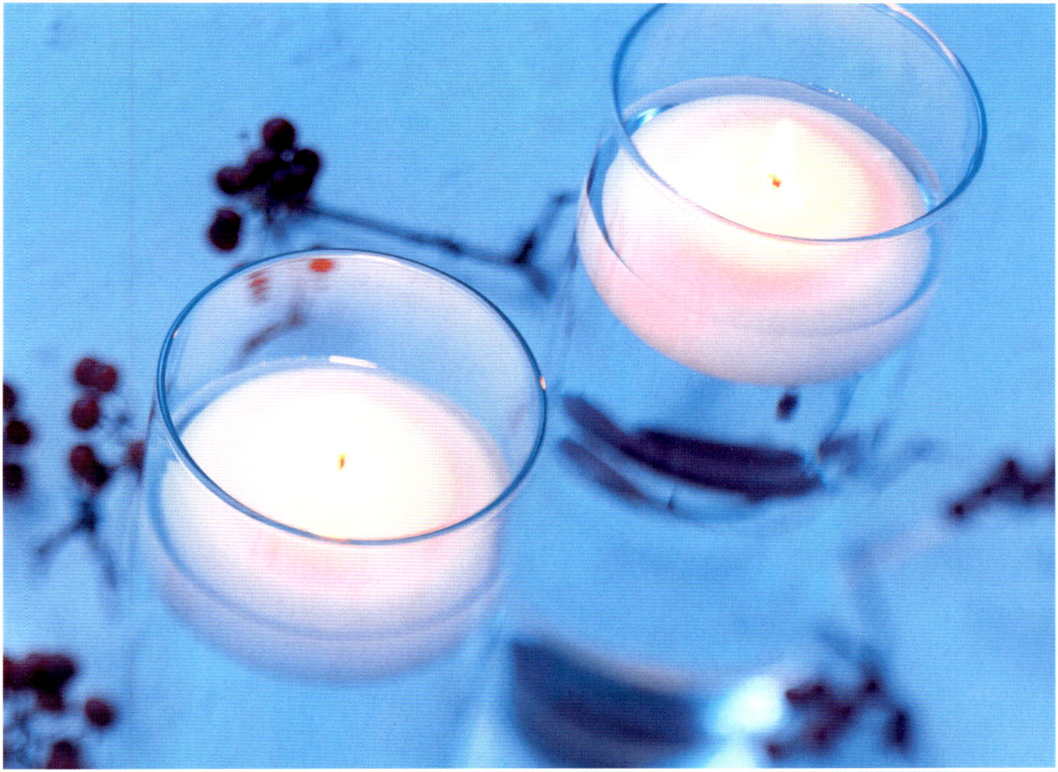

Zündet Lichter an! Selbst das kleinste Flämmchen
macht das Dunkel der Welt um einen Schein heller.

Thomas Creighton

M wie Markttag

Traditionen feiern und leben gehört zur Winterzeit einfach dazu. Auf den Besuch eines Weihnachtsmarkts solltest du nicht verzichten. Der Duft von heißem Punsch, frischem Lebkuchen, die bunten Lichter und die festliche Musik ... Keine andere Jahreszeit ist so reizvoll für die Sinne.

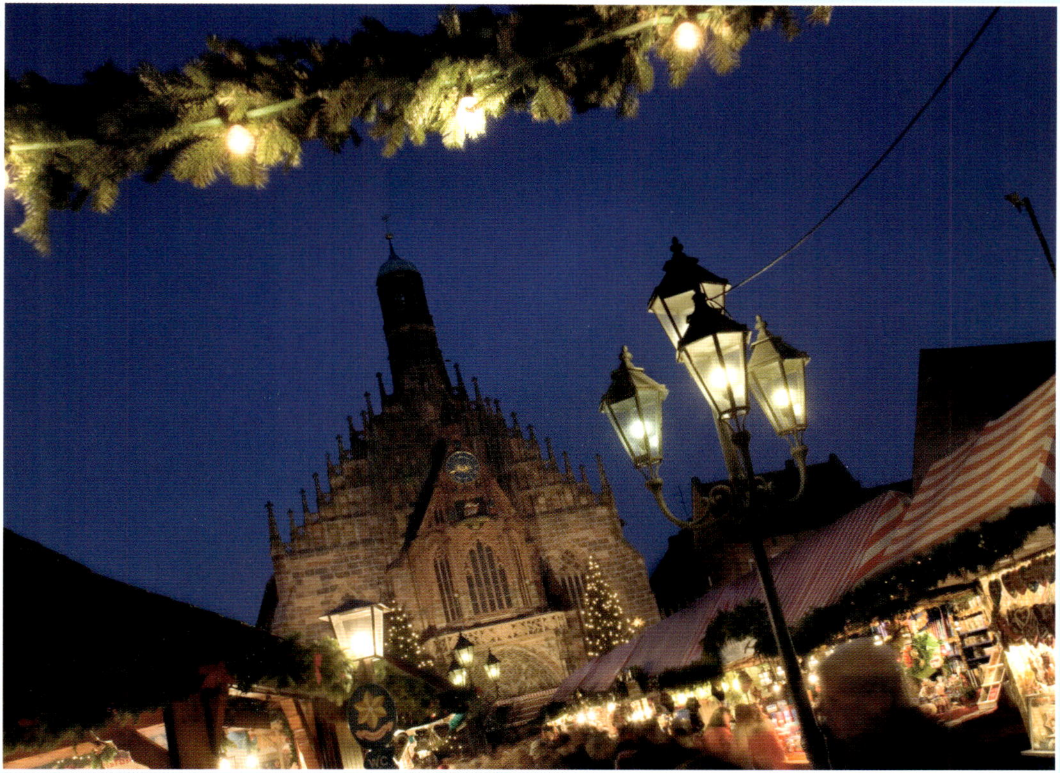

Überall ist Wunderland, überall ist Leben.

Joachim Ringelnatz

N wie neu geboren

Hin und wieder kannst du dir ruhig etwas Dampf machen. Ob in der Sauna, in der Therme oder in der heimischen Badewanne: Ins Schwitzen zu kommen ist nicht nur entspannend, es stärkt auch das Immunsystem.

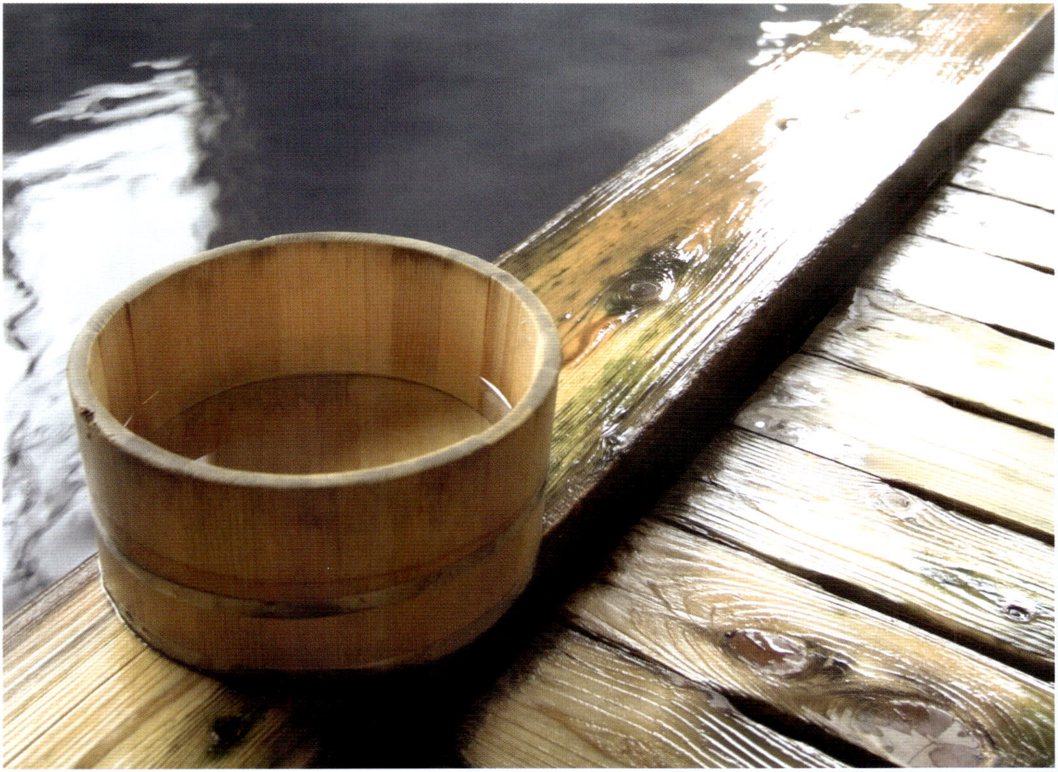

Wasser ist der Ursprung von allem.

Thales von Milet

O *wie* *oder etwas Sport?*

Das Tolle am Wintersport: Er macht Spaß! Ob Skifahren, Snowboarden, Rodeln, Langlauf oder Nordic Walking: Bei schönem Winterwetter kann man die Natur genießen und tut auch noch etwas für die Gesundheit. Das deftige Essen hat man sich danach wirklich verdient!

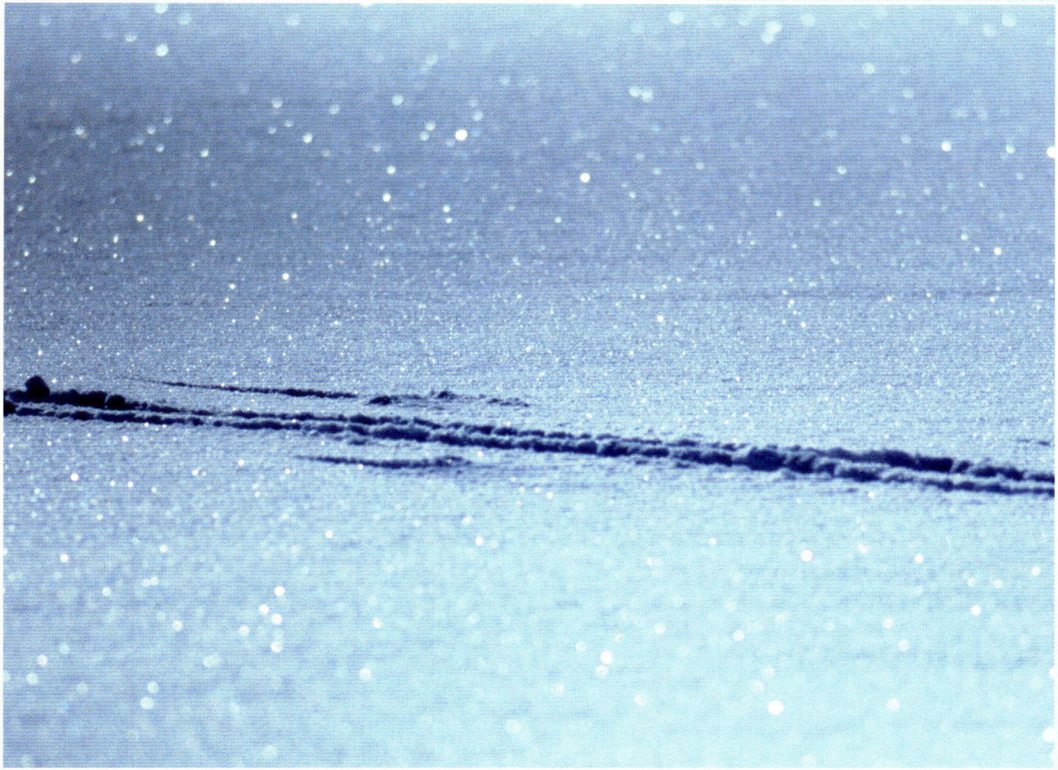

Wer den Weg zur Natur findet –
findet auch den Weg zu sich selbst.

Klaus Ender

P wie Plätzchen backen

Backen steht im Winter unter einem guten Stern. Noch mehr Spaß macht es, wenn man sich bei einem gemeinsamen „Back-Tag“ Unterstützung von Freunden oder der Familie holt. Jeder steuert sein Lieblingsrezept bei und die Aufgaben werden gerecht verteilt. Am Ende hat man eine einzigartige Mischung, wo für jeden etwas dabei ist.

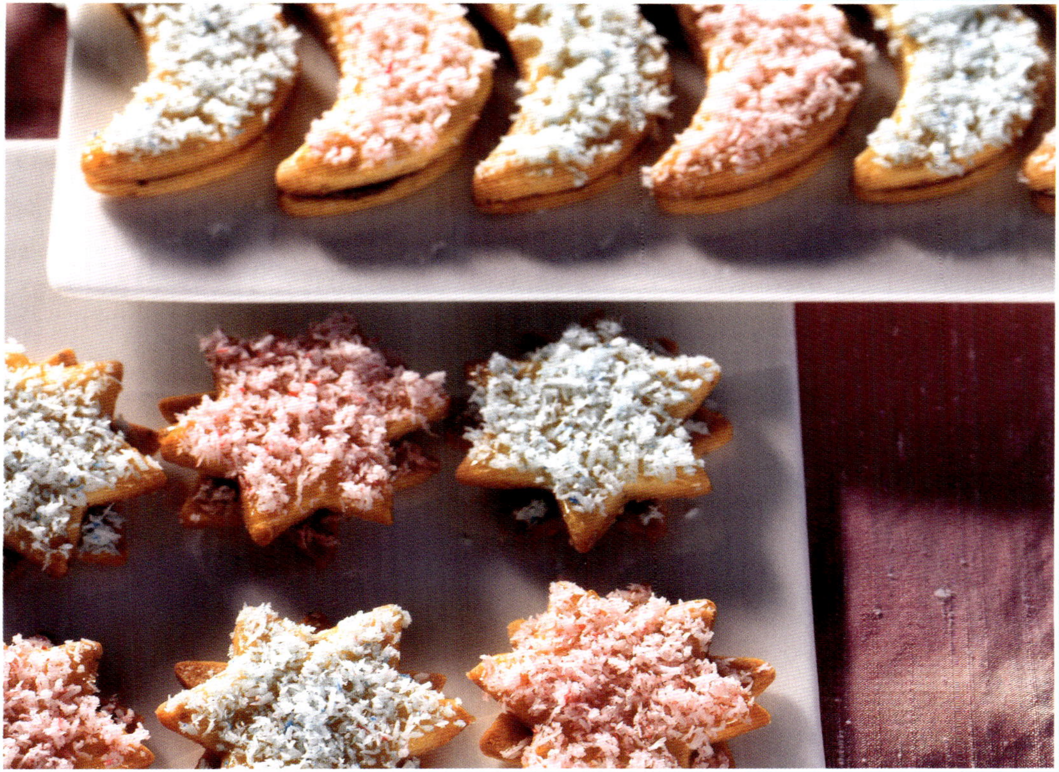

Die Hoffnung auf Genuss ist fast so süß,
als schon erfüllte Hoffnung.

William Shakespeare

Q *wie ein* Quäntchen mehr Zeit

Das schönste Geschenk, das wir uns selbst und anderen machen können, kostet nichts und ist doch das Wertvollste, was wir haben: Zeit. Gönnen wir also uns und unseren Liebsten etwas mehr davon!

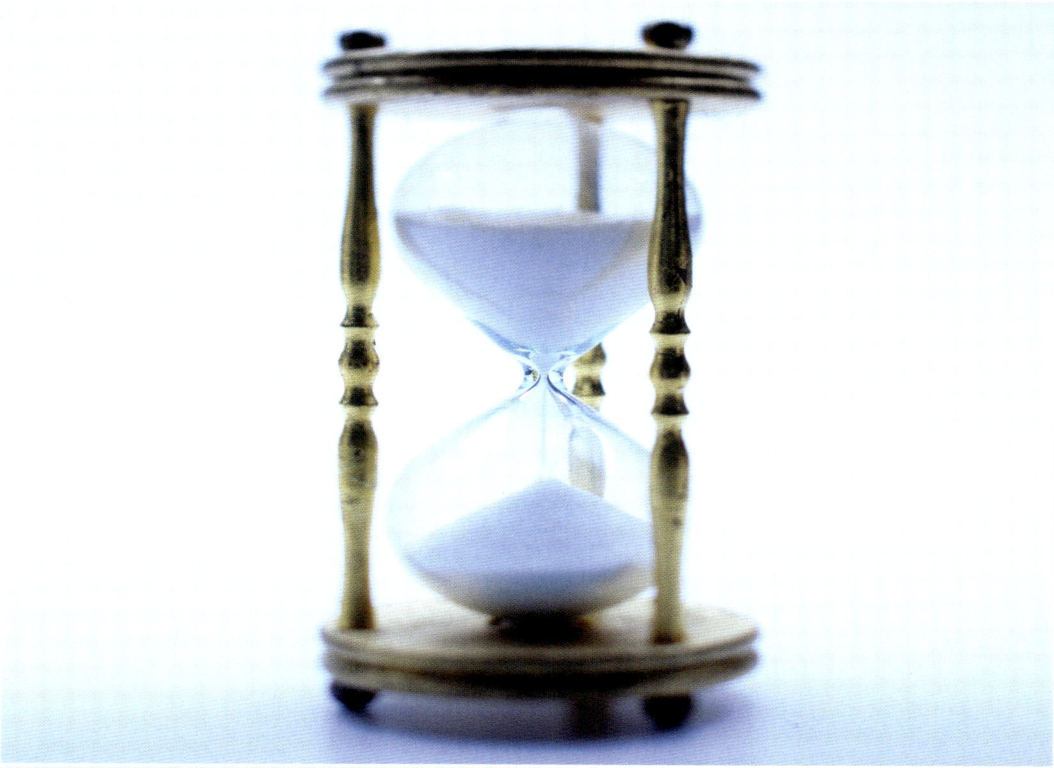

Die Zeit ist die wichtigste Zutat im Rezept des Lebens.

Charles Darwin

R wie jetzt geht's rund

Die richtige Stimmung kann man sich auch leicht ins Haus holen. Gemeinsam die eigenen vier Wände zu dekorieren ist ein Highlight für die ganze Familie. Wenn alle mithelfen hat man im Nu den passenden Rahmen für die schönste Zeit des Jahres gesetzt.

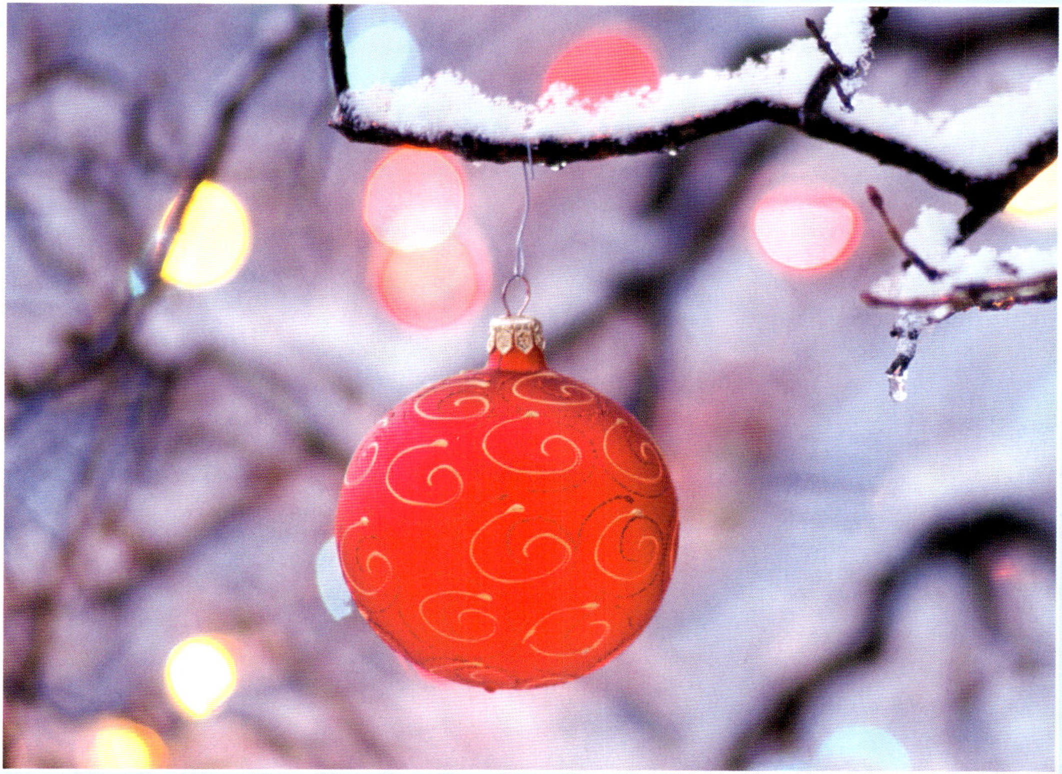

Unsere Stimmung verleiht allen Gaben des Glücks ihren Wert.

François de la Rochefoucauld

S wie *Schönheitsschlaf*

Wie heißt es so schön: Der frühe Vogel fängt den Wurm. Doch wenn der Wecker klingelt und es draußen immer noch dunkel ist, fällt es oft schwer, aus den Federn zu kommen. Das ist ganz normal – der Körper muss sich erst an die Winterzeit gewöhnen. Dann doch lieber eine halbe Stunde länger schlafen, oder abends etwas früher ins Bett gehen.

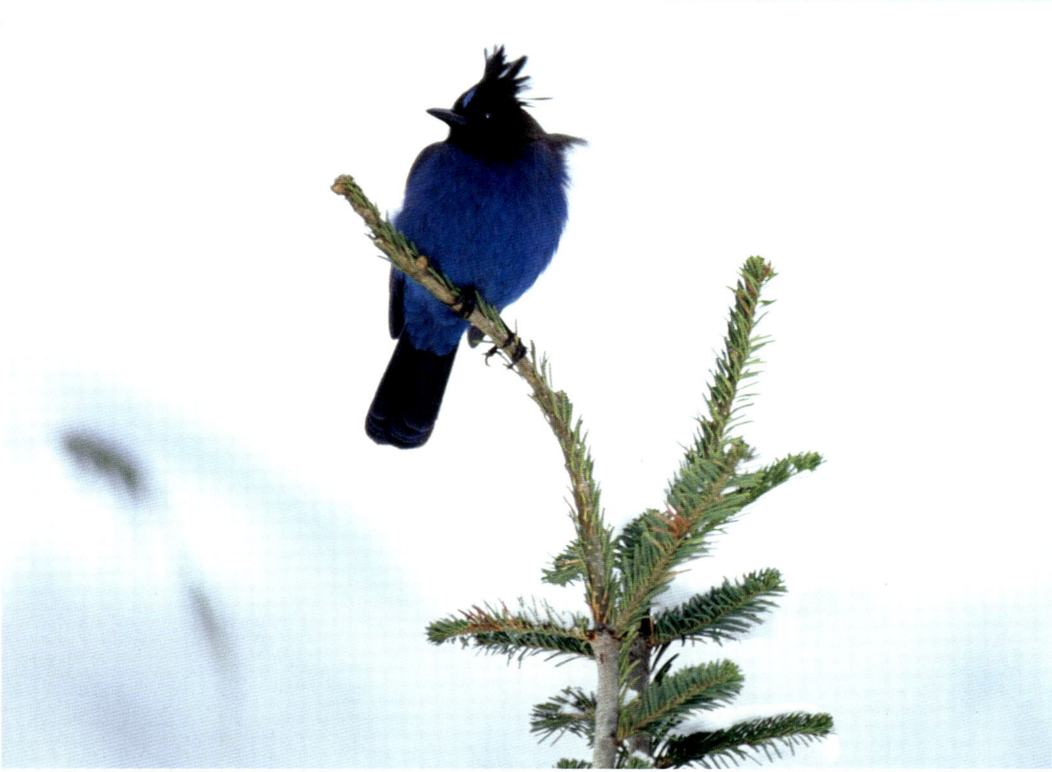

Der Schlaf ist für den ganzen Menschen,
was das Aufziehen für die Uhr.

Arthur Schopenhauer

T wie *Toll, wie du das kannst!*

Sich aufs Glatteis zu begeben muss nicht immer etwas Schlechtes sein. Ob in der Eishalle oder in freier Natur: Nach ein paar Kreiseln und Kringeln hat man den ganzen Alltagsstress vergessen. Und nebenbei macht man auch noch eine gute Figur!

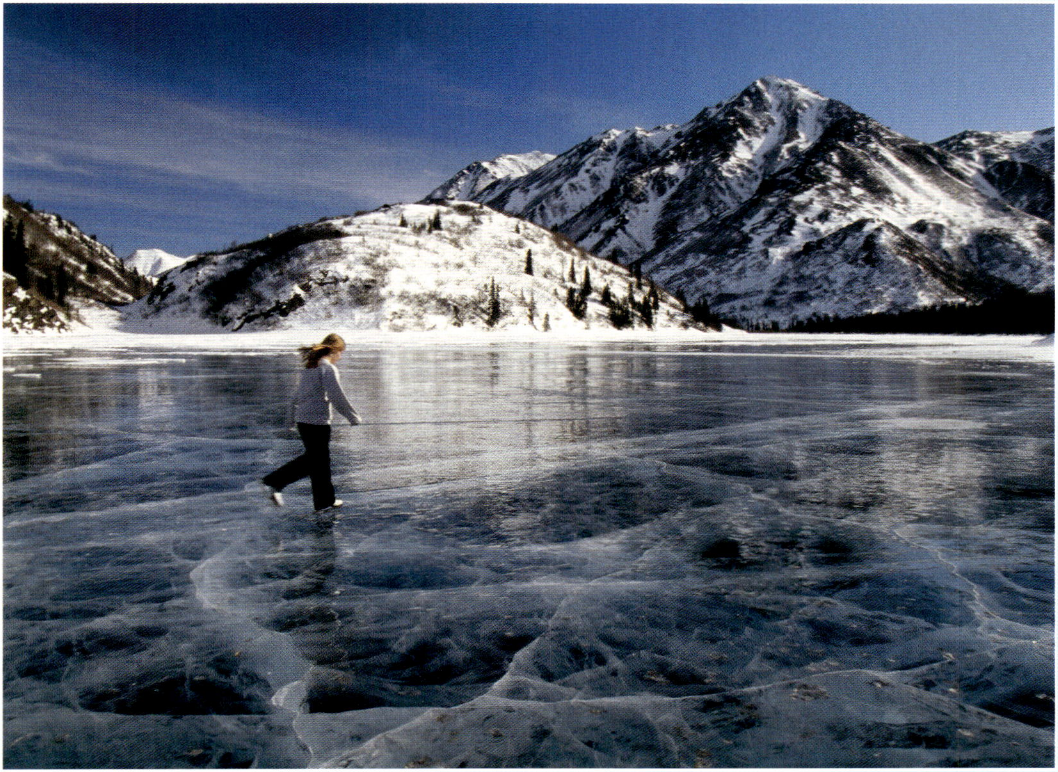

Glattes Eis, ein Paradies für den, der gut zu tanzen weiß.

Friedrich Nietzsche

U wie Urgemütlich

Auf warme Pullis, schwere Mäntel und feste Stiefel kann man bei kaltem Wetter nicht verzichten. Zu Hause ist es jedoch herrlich befreiend, die dicken Wintersachen abzuwerfen und es sich in den Lieblingsklamotten richtig gemütlich zu machen.

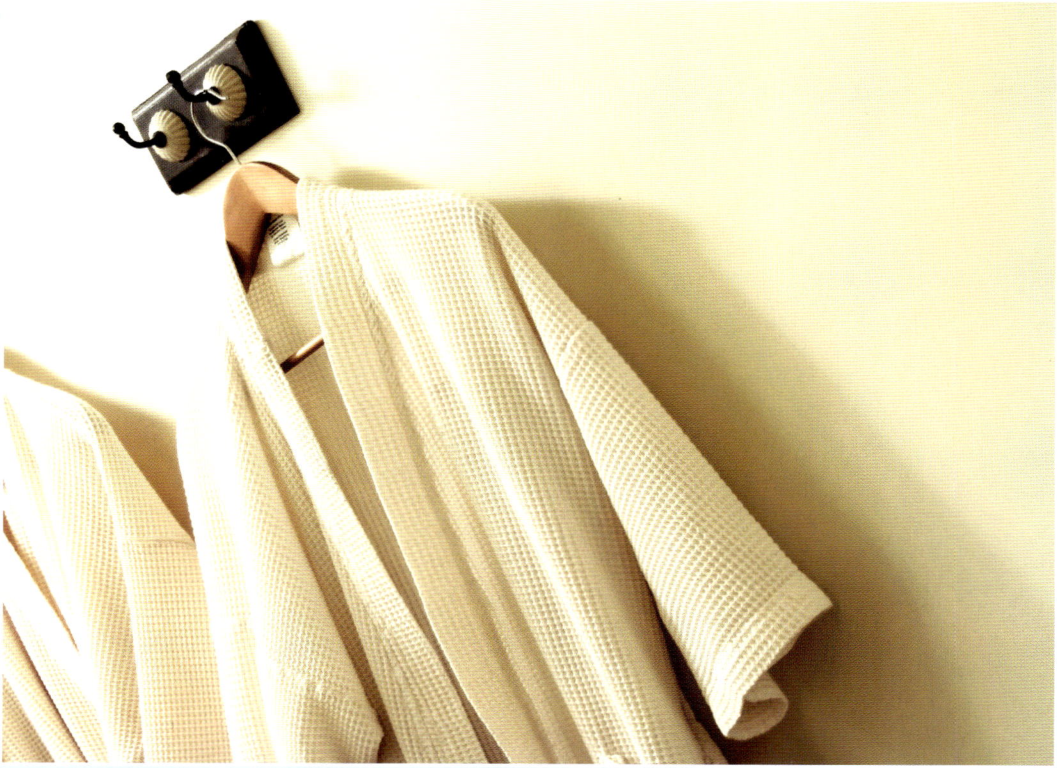

Daheim, – Daheim! Welch ein seliges Gefühl, – wie viel Wonne
fasst es nicht in sich, dieses eine, dieses einzige Wort!

Johannes von Dewall

V wie *Vitamine*

Davon kannst du dir ruhig mehr als eine Scheibe abschneiden: Gerade in der kalten Jahreszeit brauchen wir viele Vitamine. Orangen und Mandarinen sind gesund und schmecken vor allem auch lecker.

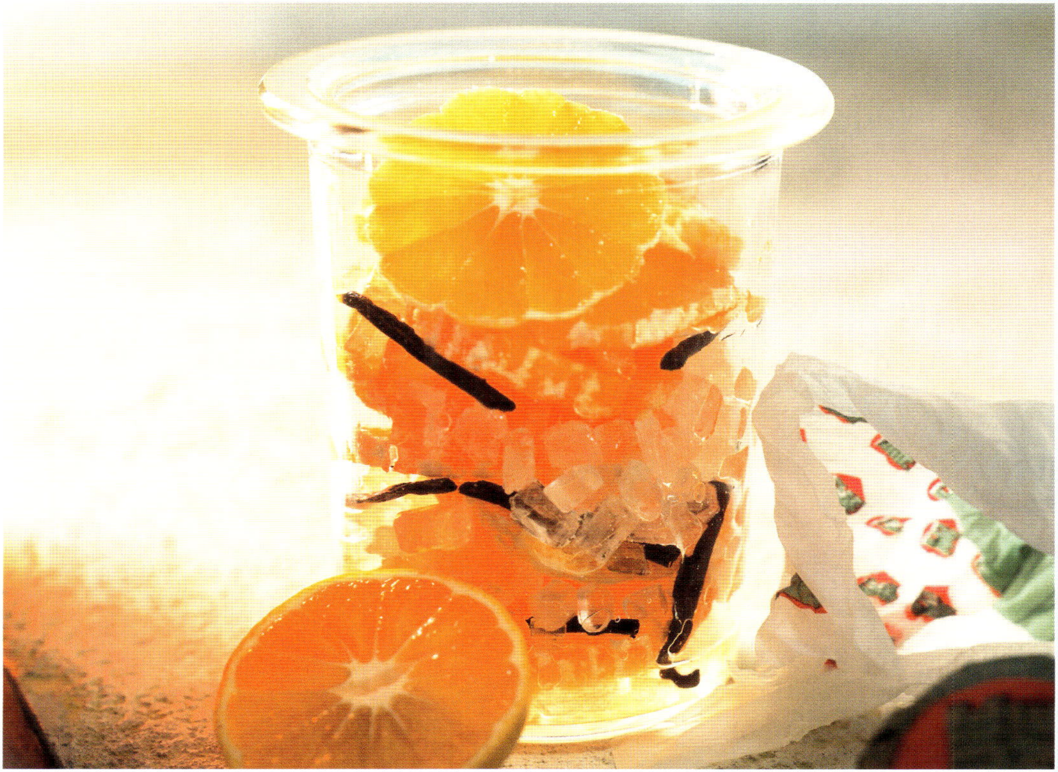

Der Genuss der Früchte macht die Augen leuchtend.

Talmud

W wie *wunderbare Aussichten*

Um zu vermeiden, dass im Winter dunkle Wolken über dir hängen, solltest du jeden Tag etwas Zeit im Freien verbringen. Fünf bis zehn Minuten genügen, und du wirst dein sonniges Gemüt bewahren.

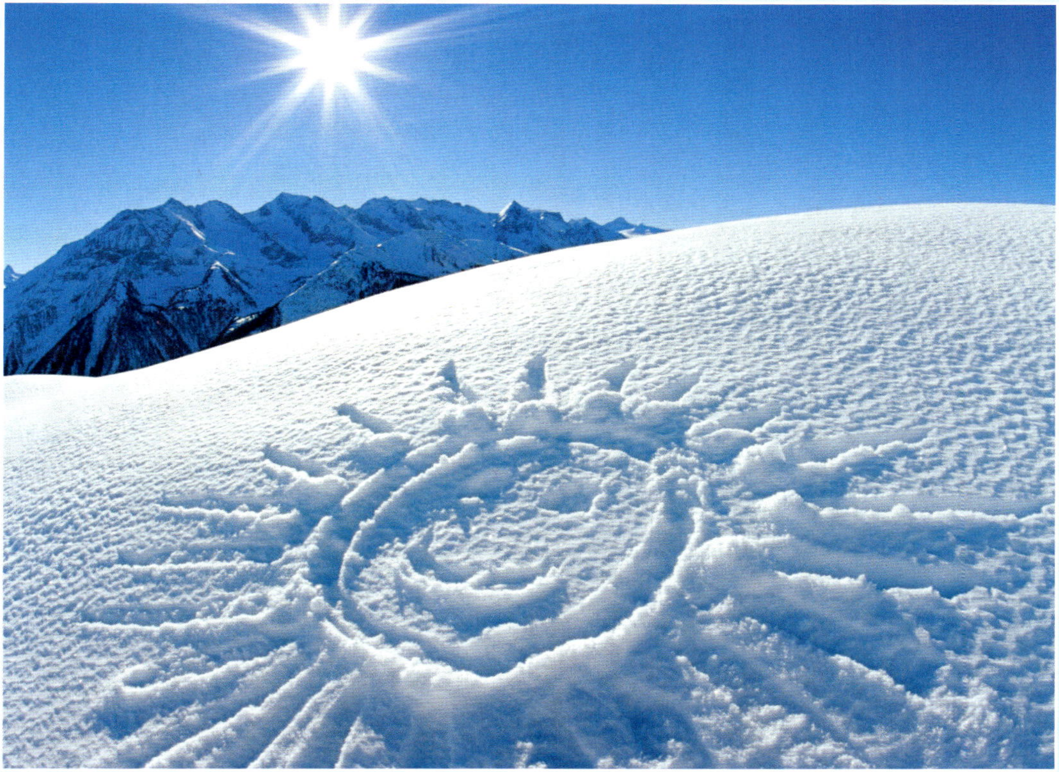

Ein Strahl Sonne kann mehr wecken,
als tausend Nächte zu ersticken vermögen.

Carl Ludwig Schleich

Z wie die Tage zählen

Winter adé, scheiden tut weh ... Die Tage werden wieder länger, und die ersten Schneeglöckchen sprießen in den Gärten. Zeit, sich vom glitzernden Winter zu verabschieden und sich auf die neue Jahreszeit zu freuen.

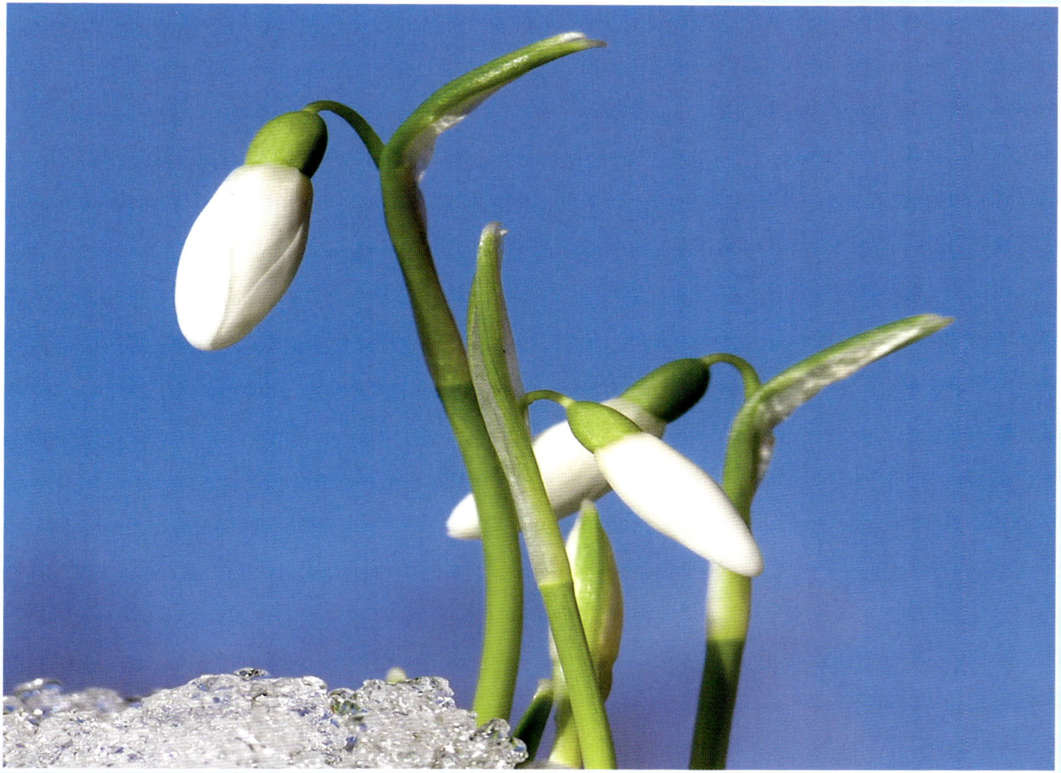

Alles freuet sich und hoffet, wenn der Frühling sich erneut.

Friedrich von Schiller

carpe diem

In dieser Reihe sind erschienen:

Lass dir Zeit zum Leben
(ISBN 978-3-89008-883-9)

Lass es dir gut gehen
(ISBN 978-3-89008-885-3)

Weil ich dich liebe
(ISBN 978-3-89008-378-0)

Sei einfach wie du bist
(ISBN 978-3-89008-884-6)

Denk einfach positiv
(ISBN 978-3-89008-344-5)

Genieße die Winterzeit
(ISBN 978-3-89008-599-9)

Bildnachweis:
Titel, Rückseite: Mauritius / Brand X Pictures;
S. 3: Getty / The Image Bank / Steve Satushek;
S. 5, 7: Getty / Neo Vision;
S. 9: Getty / Photonica / Charles Maraia;
S. 11: Getty / Photonica / Mary Steinbacher;
S. 13: Getty / amana images / Yuka Kisugi;
S. 15: Czap, Daniel / Stockfood;
S. 17: Getty / Stone / Victoria Pearson;
S. 19: Erika Burk;
S. 21: Inside / H&L / C.FRASER / Premium;
S. 23: Getty / amana images / Jun Yamashita;
S. 25: Jon Hicks / Corbis;
S. 27: iStockphoto / Juergen Sack;
S. 29: Getty / Photographer's Choice / Fredrik Skold;
S. 31: Teubner Foodfoto / Stockfood;
S. 33: Masterfile / Tom Collicott;
S. 35: Getty / The Image Bank / Andre Gallant;
S. 37: Getty / The Image Bank / Pat O'Hara;
S. 39: Getty / National Geographic / Michael S. Quinton;
S. 41: iStockphoto / Sharon Meredith;
S. 43: Schliack, Amos / Stockfood;
S. 45: Getty / The Image Bank / Josef Fankhauser;
S. 47: Fotolia / Anette Linnea Rasmussen.

Textnachweis:
Wir danken den Autoren bzw. deren Erben, die uns freundlicherweise die Erlaubnis zum Abdruck von Texten erteilt haben, sowie dem Suhrkamp Verlag für den Text von Hermann Hesse auf S. 3 (aus "Stufen") und Klaus Ender für den Text auf S. 29 (www.klaus-ender.com).

ISBN 978-3-89008-599-9

www.groh.de

077007-4155-01

Ein Lächeln schenken

Geschenke sollen ein Lächeln auf Gesichter zaubern und die Welt für einen Moment zum Stehen bringen. Für diesen Augenblick entwickeln wir mit viel Liebe immer neue GROH-Geschenke, die berühren.

In ihrer großen Themenvielfalt und der besonderen Verbindung von Sprache und Bild bewahren sie etwas sehr Persönliches.

Den Menschen Freude zu bereiten und ein Lächeln zu schenken, das ist unser Ziel seit 1928.

Ihr

Joachim Groh

GROH